MAGISCHE ORTE IN BULGARIEN

AF216550

Danka Todorova

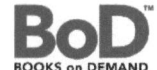

BOOKS on DEMAND

IMPRESSUM:

Texte: Copyright by Danka Todorova
Umschlag: Lektorat Buchstabenpuzzle B. Karwatt
www.buchstabenpuzzle.de

Coverbild: Valentin Patsov
Covergestaltung: buchstabenpuzzle.de
Lektorat und Korrektur: Ulrike Mülhaupt
Fotos: Valentin Patsov, Danka Todorova, Ivanichka
Todorova, Diana Hristova, Aleksandra Ivanova,
Veselina Zvetanova, Dimitar Dimitrov, Dobrinka
Evtimova, Ina Bakalova, Kalin Botev, Danka Dimova,
Vasil Trenev, Stefan Emilov, Milen Stilianov, Veselina
Genova, Neli Mancheva, Adelina Velkushanova, Kre-
mena Decheva, Plamen Penev, rashodka.com

Verlag: DT
76187 Karlsruhe

Bibliografische Information der Deutschen Nationalbibliothek: Die Deutsche Nationalbibliothek ver-
zeichnet diese Publikation in der Deutschen Natio-
nalbibliografie; detaillierte bibliografische Daten sind
im Internet über http://dnb.dnb.de abrufbar.

Herstellung und Verlag: BoD – Books on Demand,
Norderstedt

ISBN: 978-3-7494-8459-1

MAGISCHE ORTE IN BULGARIEN

Danka Todorova

Über das Buch

Es gibt Plätze mit einer besonderen Aus-
strahlung und magischer Anziehungskraft,
die uns auf ganz wunderbare Weise berüh-
ren, unsere Gedanken anregen und der unserer Zukunft Flügel verleihen. Die Autorin
lädt ein, auf den Spuren der Vergangenheit
und Gegenwart Bulgariens einzutauchen.
Angefangen mit Nordbulgarien, über die
Schwarzmeerküste bis Südbulgarien, öffnen
die magischen Orte wie Naturheiligtümer,
Wasserfällen, Sieben-Rila-Seen, geheimnis-
volle Kultsteinen und Sonnen aus Holzschnitzerei unsere Sinne und geben uns
spannende Einblicke. Die wunderschönen
Fotos bestärken den Wunsch etwas Neues
zu erleben.
Es ist auch eine Reise in die Natur, eine Welt
der Ruhe und der Kraft, besinnlich und heil-
sam.

Inhalt

Vorwort

Seit langer Zeit spielte ich mit dem Gedanken, meinen Lesern ein Buch in die Hand zu geben, das die Schönheit, Besonderheit und Vielfalt meines Landes, Bulgarien, darstellt.

Im Mai letzten Jahres, nach einem Autorenstammtisch, formte sich in mir das Projekt, über die magischen Orte Bulgariens zu schreiben.
Da parallel bei mir andere Buchprojekte liefen, startete ich gleich meine Recherche über die magischen Orte in Bulgarien.

Zuerst kamen sehr viele Fragen, die ich mir selbst beantworten musste.
Immer wieder spürte ich, wie aufregend es ist, den Lesern Orte vorzustellen, die sie besuchen könnten.
Ich stellte mir vor, wie ein Fremder sich an diesen magischen Orten fühlen würde, was

er erleben würde, welche Erwartungen und Sehnsüchte den Reisenden antreiben, neue Länder zu erkunden.

Danach machte ich eine Pinnwand mit der Landkarte Bulgariens und kennzeichnete darauf die magischen Orte mit kleinen Fahnen.

Gleichzeitig startete ich eine Umfrage in sozialen Medien, in denen sich die Menschen aufhalten, die Bulgarien schon kennen und bereist haben. Das hat mir geholfen, die magischen Orte richtig zu lokalisieren und nach geografischen Regionen einzuteilen.

So finden die Leser die Orte nach dem Norden und Süden Bulgariens aufgeteilt und am Ende meine persönlichen magischen Orte.

Mit diesem Buch lassen sich großartige Landschaften entdecken, eine abwechslungsreiche Natur und die Warmherzlichkeit der Bewohner. Es berichtet von Sagen und Legenden, die mit den vorgestellten magischen Orten verbunden sind, und lässt die Leser sich in diesen Orten finden, um eins mit der Natur zu sein.

Welche Orte sind magische Orte?

In seiner Theorie der kognitiven Entwicklung beschreibt der Schweizer Psychologe Jean Piaget verschiedene Stufen des formal operanten Denkens, die in Kombination mit magischem Denken auftreten können. Das zeigte eine Studie der New Yorker City University.

Zwei Gruppen wurden untersucht. Die eine bestand aus New-Age-Anhängern, während die Mitglieder der anderen Gruppe keiner spirituellen Gemeinschaft angehörten. Bei den New-Age-Anhängern wurde formal operantes Denken in Kombination mit magischem Denken durch einen sehr viel stärkeren Glauben an außersinnliche Wahrnehmung, Bewusstsein von Pflanzen, Ufos, Magie und Hexerei (Stuart A. Vyse: Die Psychologie des Aberglaubens, Basel 1999, S. 171) festgestellt.

Während bestimmte Orte unsere Emotionen beeinflussen können, vermag das magische Denken teilweise die Verhaltensweisen der Menschen zu beeinflussen.

Bestimmte Orte, die positiv beeinflussen können, gelten in Bulgarien als magische Orte.

Dort fühlt sich der Reisende wohl, es tauchen Erinnerungen auf, es herrscht eine besondere Stimmung.

An den magischen Orten wird ein starkes Energiefeld mit Heilwirkung gespürt. Daher erhoffen die Reisenden, etwas von dieser Energie aufnehmen zu können. Manche gläubigen Besucher bringen Opfergaben an den Überresten von Kirchen dar. Dies macht die Bedeutung der magischen Orte in Bulgarien deutlich.

Es gibt unzählig viele magische Orte in diesem Land.

So finden die Leser in Nordbulgarien magische Orten wie: Gottes Brücke, Orlova Chuka, Russische Kirche in Sofia, Gottes Augen, Trjawna, Reiter von Madara, Pliska, Preslav.

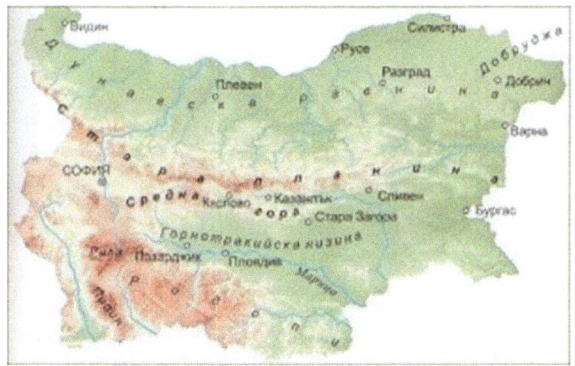

Nordbulgarien

Als Nordbulgarien bezeichnen die Geografen die Landesabschnitte, die sich zwischen Donau, Schwarzmeerküste und Balkangebirge erstrecken.
Das Balkangebirge dient als geografische Aufteilung in Nord und Süd.

Da ich Brücken als Symbol der Verbindung zweier Orte, zweier Landschaften, zweier Kulturen oder einfach von Fremden mit Freunden betrachte, startete ich mit meinem Freund Tom unsere Reise durch die magischen Orte Bulgariens mit einer Brücke – **Gottes Brücke**.

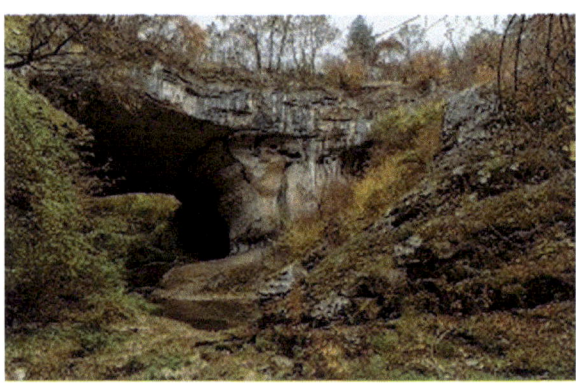

Wir erreichten den Ort mit dem Auto von Vratza in Richtung Orjahovo und bogen in Richtung des Dorfes Liljache ab.

»Bis zu Gottes Brücke führt ein Ökoweg, es gibt Bänke und Tische, Wasser und Wiesen, wo wir schön picknicken können«, erklärte mein Freund und Begleiter auf der Reise zu den magischen Orten Bulgariens.

Für dieses Projekt konnte ich ihn leicht begeistern, weil er schon seit Jahren den Wunsch hegte, die unerklärte Anziehungskraft mancher Orte in Bulgarien selbst zu erleben und ein Buch darüber zu schreiben. »Wir machen es zusammen«, schlug er mir schließlich vor. »Du schreibst und ich bin für Geschichte, Zahlen und was sonst noch so alles damit zusammenhängt zuständig.«

»Geht in Ordnung«, stimmte ich lachend zu und war gespannt, weil ich ihn kannte, ein Abenteuer- und Adrenalinjunkie, der sich überall auf der Welt wohlfühlt. Seine wundervollen Fotos und Videos zeigen, dass er ein einzigartiger Künstler ist.

Unsere Reise zu den magischen Orten Bulgariens schien ein Vorstoß in ein unbekanntes Land zu sein und gleichzeitig eine abenteuerliche Fahrt durch die Zeiten, Menschen und Ortschaften Bulgariens.

»Gottes Brücke ist eine einmalige Schöpfung der Natur; es gibt kein zweites geologisches Phänomen dieser Art in Bulgarien«, begann Tom zu berichten.

»Einige Kenner vergleichen sie mit der Goldenen Brücke im Rhodopen-Gebirge und der Höhle Prohodna in Karlukovo. Doch sind die drei Phänomene sehr unterschiedlich. Warst du schon mal in einer Höhle?«

»Als kleines Kind ...«, sagte ich leise.

»Und als Erwachsene?«, fragte er schmunzelnd.

»Denk bloß nicht, dass du mir jetzt Angst einjagen kannst. Ich bin schließlich in deiner netten Gesellschaft«, gab ich ihm zu verstehen.

»In der Nähe des Dorfes Liljache entstand in hunderttausenden oder Millionen von Jahren eine Höhle«, fuhr Tom fort. »Damals muss der Fluss Liljaschka sehr breit gewesen sein, da die Höhe der Höhle heute fast 50 Meter beträgt. Im Sommer trocknet der Fluss aus, aber das mindert die Anziehungskraft dieses Ortes nicht. Wollen wir uns die Höhle ansehen? Ich kann ein paar Fotos machen«, schlug er vor, und so machten wir es.

Unser nächstes Ziel war eine andere Höhle in der Nähe der Stadt Dve Mogili, im Bezirk Russe.

Auf der Fahrt dorthin war ich sehr nachdenklich.

Es gibt Orte in Bulgarien, bekannte oder wenig bekannte, die energiegeladen sind und wo der Mensch mit seinen Sinnen diese Energie wahrnehmen kann.

Woher kommt diese Energie? Von der Erde, vom Universum, von Gott?

Die unzähligen Berichte in der Presse von Menschen, die diese Erfahrung machten, belegen, dass dort geäußerte Wünsche in Erfüllung gehen.

»Du hast bestimmt Wünsche, oder?«, fragte ich Tom »Ich weiß zwei Orte, wo wir unsere Wünsche abgeben können, den einen kenne ich bereits – die Russische Kirche in Sofia –, der andere ist diese Höhle, zu der wir jetzt hinfahren.«

»Also, ich glaube nicht daran«, sagte Tom, »nur um dich zu begleiten, mache ich es«. Um unnötige Diskussionen zu vermeiden, zeigte er sich als großzügiger Mensch.

Friedliche Verständigung war unser unausgesprochenes Gesetz und die gemeinsame Grenze, wo sich unsere Werte,

Traditionen, Familiengeschichte, Glaube und Hoffnungen trafen.

Die Höhle **Orlova Chuka** befindet sich in der Nähe von Pepelina, Schirokovo, Ostritza und der Stadt Dve Mogili, 45 Kilometer von Russe entfernt. Ihr wird eine magische Kraft zugeschrieben.

Orlova Chuka ist die zweitlängste Höhle in Bulgarien mit insgesamt 13.437 Meter Länge.

Es gibt eine Legende, die besagt, wer von der Höhlenquelle Wasser trinkt oder nur seinen Finger hineinsteckt, dem wird ein Wunsch in Erfüllung gehen. Also haben wir es ausprobiert. Es schien wie ein Ritual, dort die Finger ins Wasser zu halten. Ob unsere Wünsche in Erfüllung gehen, wird sich zeigen.

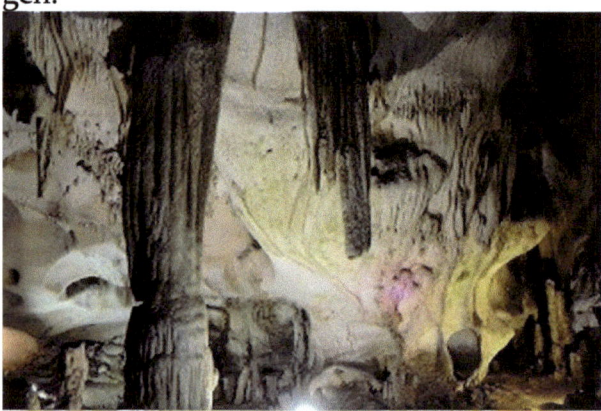

Jedes Jahr, wenn ich nach Bulgarien komme, plane ich den Besuch einer heiligen Stätte, eines Denkmals oder einfach eines schönen Platzes ein, wo ich noch nicht gewesen bin und von dem ich erhoffe, mich dort wohl zu fühlen.

»Wenn du in Sofia bist, vergiss nicht, in die **Russische Kirche** zu gehen«, hatte mir eine Bekannte vor ein paar Jahren geraten. »Ich weiß, du glaubst nicht daran, aber die dort aufbewahrten sterblichen Überreste des Erzbischofs Seraphim haben magische Kräfte. Sie lassen die Wünsche der Menschen wahr werden.«

»Ich verspreche dir nichts, Vicki, mal schauen, ob ich Zeit habe.« Mein Vorhaben in diesem Jahr war, das Grab von Petar Dunov (einem Geistführer der Weißen Bruderschaft) zu besuchen, und ich konnte nicht sagen, ob ich auch noch die Kirche in Sofia besuchen würde.

Außerdem war ich sehr skeptisch, was die Wunscherfüllung betrifft. Der bulgarische Schriftsteller Jordan Jovkov hat sich in seinen Erzählungen mit solchen Themen befasst. Ob die Menschen daran glauben?

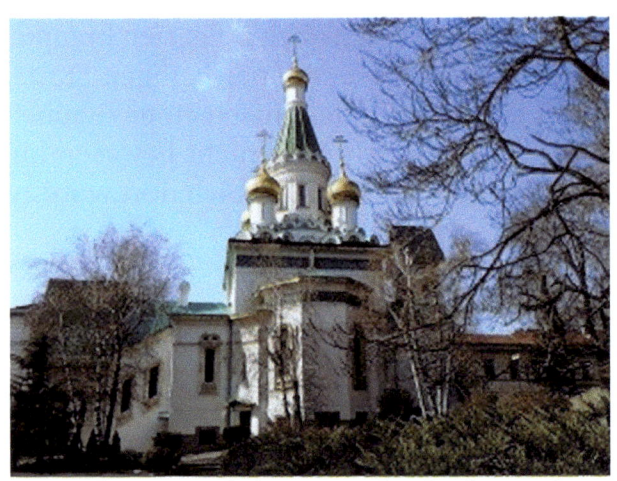

Dann hat es sich letztes Jahr doch ergeben,
dass ich mit meiner Freundin in der Nähe
der russischen Kirche vorbeigegangen bin.
Mir ist aufgefallen, wie viele Menschen hin-
ein- und hinausgingen und die Treppen
nach unten nahmen, wo sich eine kleine
Krypta befindet.

Von der Erzählung meiner Bekannten
wusste ich, dass dort die sterblichen Überreste von Erzbischof Seraphim aufbewahrt
werden.

Wir haben einen Bogen gemacht und sind
zur Kirche gegangen.

»Auch mein Wunsch wurde erfüllt«, habe
ich zufällig ein Gespräch zwischen zwei Besu-
cherinnen gehört. »Es war für eine unheilbare
Krankheit in der Familie.« Die andere Frau

ergänzte: »Bis jetzt habe ich zwei Wünsche auf Zetteln abgegeben, beide sind erfüllt worden.« Die Frauen gingen weiter und wir in die Krypta nach unten.

Einige Menschen zündeten Kerzen vor der Ikone von Erzbischof Seraphim an, andere schrieben ihre Herzenswünsche auf einen Zettel, und mir ist ein Mann aufgefallen, der sich heimlich seine Tränen abwischte. Neben ihm stand eine Frau, die ein schwarzes Kopftuch trug. Solche schwarzen Kopftücher tragen die Frauen in Bulgarien vierzig Tage lang nach dem Tod eines geliebten Menschen, um ihn zu ehren. Ich wusste sofort, dass diese Familie schwere Zeiten vor sich hatte. Zu meiner Linken sah ich drei überfüllte Urnen mit Zetteln.

Ich war unsicher, ob ich auch einen Zettel schreiben wollte. Dann aber habe ich an meine Freundin gedacht, die auch eine schwere Zeit vor sich hatte, und habe meinen Wunsch aufgeschrieben. Ich nahm mit allen meinen Sinnen wahr, dass hier ein besonderer Ort war. Ich stand da und wusste, dass es hier eine magische Kraft gab, die die Menschen spürten und schätzten.

Woher es kam, von der Erde, vom Universum oder von den Herzen der Menschen, wusste ich nicht.

»Komm, lass uns rausgehen«, sagte mein Freund. »Übrigens, ich habe gelesen, dass die Kraft dieser Kirche, die Wünsche zu erfüllen, weit über Bulgarien hinaus wirkt. Die Kirche ist Anfang des 20. Jahrhunderts erbaut worden und Menschen aus der ganzen Welt kommen hierher. Obwohl Erzbischof Seraphim nicht heiliggesprochen worden ist, glauben die Menschen, dass seine sterblichen Überreste außergewöhnliche Kräfte besitzen und Wünsche erfüllen können.«

»Ich weiß nicht, ob mein Wunsch gehört oder gelesen wird, aber mir geht es jetzt besser«, sagte ich.

Am nächsten Tag wollten wir nach Karlukovo fahren und danach die schöne Stadt Trjawna erreichen. Früh morgens saß ich mit einem Becher duftendem Kaffee im Auto und freute mich auf den Besuch der Höhle **Gottes Augen**.

Ich merkte, dass ich entspannter und hellwach wurde.

Alle meine Sinne einer neugierigen Reisenden öffneten sich langsam, wie eine Blume.

Obwohl ich Tom diese eigenartige Veränderung der Wahrnehmung gerne mitgeteilt hätte, behielt ich es erst mal für mich.

18

Die Gottes Augen-Höhle ist mit 345 Metern der längste Höhlentunnel in Bulgarien und die Eingänge haben eine Höhe von 56 Meter.

Infolge von Erosion entstanden zwei fast gleiche Löcher in Augenform, die Gottes Augen genannt werden. Die Höhle ist kaum beleuchtet, sodass das Licht von draußen durch diese »Augen« kommt und den Besuchern einen unglaublichen Effekt beschert.

Im Jahre 1962 wurde diese Höhle als Sehenswürdigkeit in Bulgarien eingestuft.

Archäologen haben nachgewiesen, dass die Höhle ein wichtiges Objekt des Okkultismus der Ortsbewohner war.

Noch heute findet am 21. März ein altes Fruchtbarkeitsritual statt. An diesem Tag dringt ein Lichtstrahl in die Höhle, der den Innenraum auf besondere Weise beleuchtet und die magische Wirkung erzeugt.

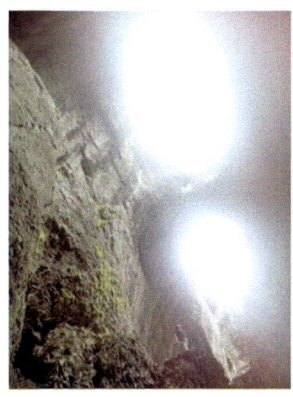

»Fantastische Fotos«, freute ich mich, als ich die lichtvollen Aufnahmen von Tom sah. »Diese Augen haben magische Kraft, echt«, fasste er seine Emotionen in Worte.

Wir genossen die Zeit, die wir dort verbrachten.

Im Einklang mit der Natur und diesem Naturwunder.

Danach nahmen wir die Autobahn Richtung Gabrovo, wo sich in der Nähe die Stadt **Trjawna** befindet.

»Ich weiß, du liebst Zahlen«, sagte mein Freund.

»Die Stadt befindet sich auf 440 Metern Höhe über dem Meeresspiegel, ist 240 Kilometer von Sofia und 210 Kilometer von Warna entfernt und liegt an den nördlichen Hängen des Balkangebirges. Dank ihrer einzigartigen Architektur, dem gesunden Klima und der zahlreichen Touristen zählt Trjawna zu einer der meist besuchten Städte Bulgariens.«

»Was, bitte schön, soll hier magisch sein?«, unterbrach ich den Redefluss meines Freundes.

»Warte mal ab, morgen zeige ich es dir«, erwiderte er lachend und nickte geheimnisvoll mit dem Kopf.

Nach ein paar Stunden erreichten wir die Stadt und das private Haus, wo wir übernachten wollten.

Die Stadt schien sehr klein zu sein, in einem Tal versteckt und von Wäldern umgeben. Unsere Gastgeberin empfing uns freundlich auf Deutsch und zeigte uns das Zimmer.

Am frühen Morgen wurden wir von einem Hahn geweckt.

Ich war schon gespannt, was mich an diesem Tag erwarten würde. Etwas war mir bereits aufgefallen – die Stille.

»Wir gehen zuerst über eine krumme Brücke, machen ein paar Fotos und danach geht es weiter«, meldete sich Tom.

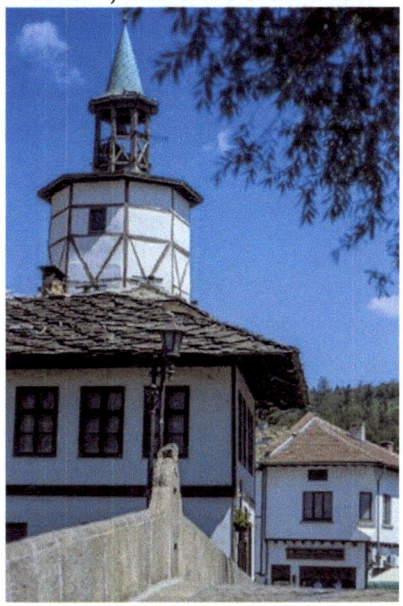

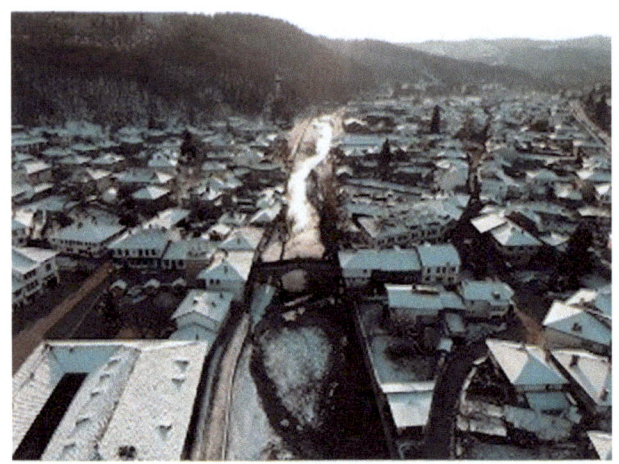

»Jeder, der zur Zeit der *Bulgarischen Wiedergeburt* in die Stadt kam, sollte über diese Brücke gehen, sich das Gesicht und die Hände waschen und erst dann durfte er weitergehen. Und bevor du mir jetzt Fragen stellst, lass uns einfach da stehen und den Moment genießen.«

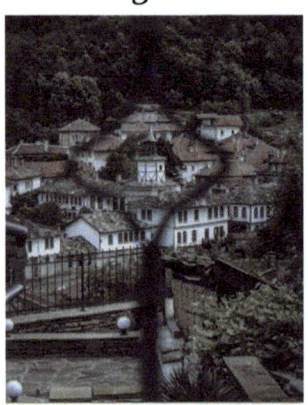

Ich schloss kurz die Augen, um meine anderen Sinne zu aktivieren.

Das Geräusch vom Fluss, das Vogelgezwitscher, die vorbeifahrenden Autos und gleichzeitig die Stille vermischten sich in eins.

Ein Gefühl der Leichtigkeit erfüllte mich und ich wollte meine Hände wie ein Vogel seitlich ausstrecken, um fliegen zu können.

Vor meinem inneren Auge sah ich zwei Männer und zwei Pferde, die in die Stadt kamen. Über den Männern schwebten zwei aus Holz geschnitzte Sonnen. Diese Wahrnehmung hielt nur ein paar Sekunden an. Ich behielt das Bild für mich und mir war bereits bewusst, dass hier ein magischer Ort war.

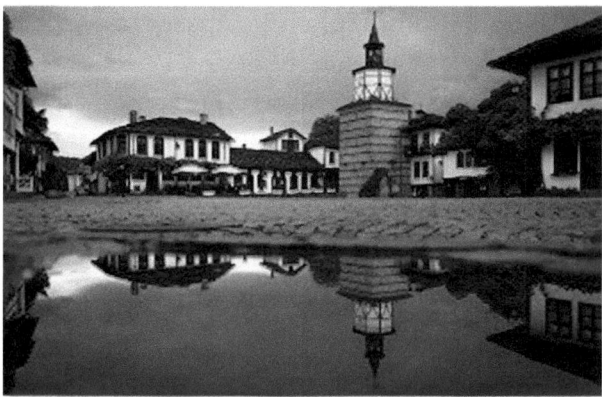

Wir haben einige Fotos gemacht und es uns unten im Café neben dem Uhrturm von 1814 gemütlich gemacht. Zwei junge Frauen bedienten die Gäste.

»Dieses Café hier ist eines der wenigen in Bulgarien, wo du diesen besonderen Kaffee

23

bekommst. Er wird in heißem Sand gekocht und nein, wir sind nicht in einem arabischen Land, sondern ein paar Meter entfernt von der krummen Brücke in Trjawna«, lachte Tom.

Zu meiner Überraschung bekam ich eine kleine Metallkanne aus Kupfer mit einem kleinen Stiel. Das Kännchen wird Jeswe oder Ibrik genannt. Es war innen verzinkt, damit der Geschmack des Kaffees nicht beeinträchtigt wird. Die schöne Majolika Tasse mit Motiven aus dem Balkan war ungefähr so groß wie eine Espresso Tasse.

»Die magische Zubereitung des türkischen Sandkaffees zeigt sich in seinem Geschmack«, sagte mein Freund und setzte schon an, genüsslich seinen Kaffee zu trinken.

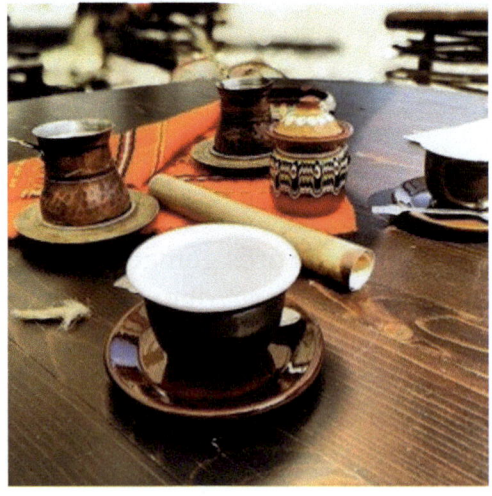

»Ich habe nicht gedacht, dass man die Magie eines Ortes auch im Kaffee schmecken könnte«, sagte ich und war dankbar, dass ich das erleben durfte.

Zu meiner Überraschung brachte eine der jungen Frauen jedem von uns eine Papierrolle. Als ich sie entrollte, musste ich lachen. Es war eine Urkunde für mich, dass ich diesen Kaffee und auch süße Speisen, wie Baklava, zu genießen verstand.

Die Menschen in Trjawna wussten, was zu tun ist, um dem Reisenden zu zeigen, dass er etwas Besonderes ist, dass er es versteht, die besonderen kleinen Momente für sich zu erleben und mit seinen Mitmenschen zu teilen.

Nachdem wir fertig waren, gingen wir noch mal über die krumme Brücke auf die andere Seite der alten Viertel der Stadt.

»Sag mal, kennst du den ersten Wettbewerb zwischen bulgarischen Künstlern?«, fragte mein Freund.

»Wie ich dich kenne, fängst du sofort an zu erzählen, wenn du von mir ein Nein kassierst.«

»Vertraue mir, dies überlasse ich diesmal den anderen«, sagte er und führte mich zu einem Gebäude, das Daskalov-Haus hieß.

Er ließ mich das schwere Tor aus dunklem Holz öffnen und staunen.

Es war eine andere Welt.

Der große Garten wirkte einladend und ich erwartete, dass aus einer Ecke eine Elfe herausspringen und uns den Weg zeigen würde.

Doch es kam keiner heraus, um uns zu begrüßen und den Weg zu zeigen.

Mir erschien alles hier auf sehr merkwürdige Weise einladend.

Obwohl es ein Museumshaus war, kam niemand zu uns.

»Sieh mal an, die haben von den Norwegern abgeschaut«, sagte ich, »haben keine Angst, dass irgendetwas entwendet oder kaputtgemacht wird.« Mein Freund war still und las konzentriert eine Informationstafel. Ich bewegte mich von Zimmer zu Zimmer, und auf einmal sah ich es.

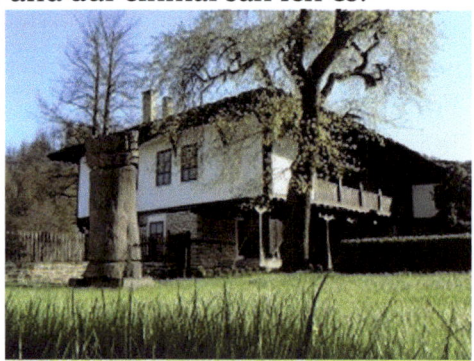

In einem der Zimmer war an der Decke eine holzgeschnitzte Sonne angebracht.

Meine Augen erforschten langsam das Bild.

Die geschnitzten Sonnenstrahlen zeigten eine Sonne mit vielen Grünpflanzen und Blumen. Ich betrachtete diese magische Decke und wusste innerlich schon, was ich im anderen Zimmer finden würde – noch eine geschnitzte Sonne über meinem Kopf. Wie lange ich dort gewesen war, wusste ich nicht.

Die Geschichte dahinter wollte ich sofort wissen.

»Die Sonnen stammen von zwei Holzschnitzermeistern – dem Meister Dimitar Oshanetza und seinem Lehrling Ivan Botschukovatza –, die beide sehr stolz waren.

Im Jahre 1808 haben sie darum gewettet, wer die schönste Sonne für das Hadzhi Hristo Daskalov Haus schnitzen könne. Das war sozusagen der erste Künstlerwettbewerb in Bulgarien.«

Ich war immer noch von der Magie der Holzschnitzerei gefangen und schwieg.

Es war ein Ort der Tradition und des kunsthandwerklichen Könnens, der Kraft ausstrahlte und bei den Besuchern Bewunderung hervorrief. Es war ein Ort, den ich als magisch tief in meiner Erinnerung behalten werde.

Auf dem Rückweg begrüßte uns im Garten eine Frau und erkundigte sich, ob wir alles gesehen hätten. »Besuchen Sie uns wieder, um unsere Sonnen wieder zu bewundern«, fügte sie hinzu. Wir bedankten uns und gingen hinaus.

Morgen erwarteten uns andere magische Orte, aber dieser hier, in Trjawna, hat mein Herz erobert.

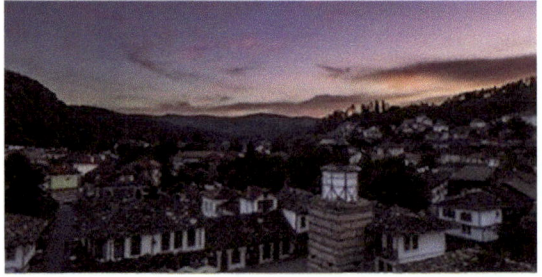

Früh morgens am nächsten Tag fuhren wir in Richtung Warna, wo wir zuerst den **Reiter von Madara**, ein Felsrelief, ansehen wollten. Die Historiker betrachten dieses Meisterwerk als Teil der Hauptkultstätte des Ersten Bulgarischen Reiches.

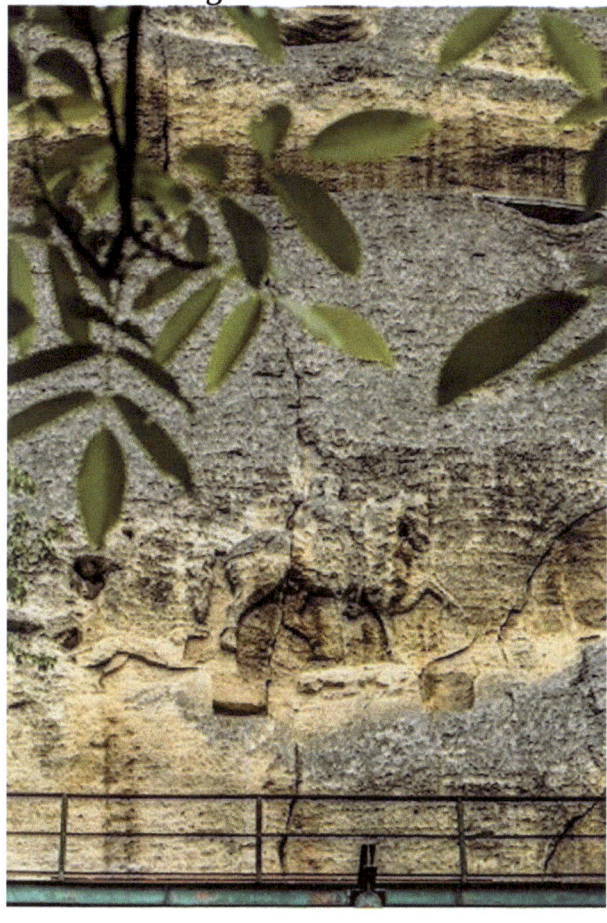

Die Legenden besagen, dass es hier in der Madara-Region sehr viele magische Orte gibt.

Die Kraft, die von der Erde und dem Gestein der Region ausgeht, sei so stark, dass sie auf die Menschen wirken, sie heilen oder töten könne.

Die ersten Sonnenstrahlen sollen dort beruhigend auf die Menschen wirken und den Körper harmonisieren.

Leider konnten wir es nicht testen, aber ich war voller Vorfreude, dass wir den berühmten Reiter der bulgarischen Geschichte sehen würden.

Wir erreichten das Dorf Madara und von dort gingen wir zum Madaraplateau, wo sich das Felsrelief befindet.

Wir waren schon mehr als halbe Stunde unterwegs und ich spürte, wie sich mein Körper entspannte und meine Sinne auf die kleinsten Bewegungen und Details der Umgebung reagierten.

Tom war ungewöhnlich still.

Wir blickten wie gebannt auf das Reiterrelief.

»Weißt du, was das bulgarische Parlament 2008 entschieden hat?«, brach mein Freund endlich die Stille.

»Musstest du mich unbedingt jetzt stören?«, fragte ich ungehalten. Aber Tom wusste, dass er meine Neugierde geweckt hatte.

»Auf der neuen Euromünze soll der Reiter von Madara eingeprägt sein. Allerdings ist noch nicht klar, wann das sein wird«, ergänzte er.

»Lass uns einfach hier auf dem Boden sitzen. Ich möchte zuerst in aller Ruhe das Relief bewundern, fotografieren und verstehen, was die Bulgaren an ihm so besonders finden und warum sie den Ort magisch nennen.«

Mein Freund lachte, sagte nichts und ich wusste, dass seine Gedankengänge merkwürdigen Kurven und Verbindungen folgten, um die spannenden Geschichten der besuchten Orte an die Oberfläche unserer Entdeckungsreise zu bringen.

Ich schloss die Augen und ließ den leichten Wind seine Geschichten erzählen. Eine Staubwolke, eine große Gruppe von Reitern erreicht die Gegend. Ich nehme die Staubwolke mit der Nase wahr. Die Gesichter wirken müde. Vor meinem inneren Auge sehe ich, wie der Reiter, der die Männer anführt, langsamer wird und vom Pferd springt. Er hebt seine rechte Hand und alle anderen halten an und steigen ebenfalls ab. Ich kann nicht verstehen, was der Anführer sagt, weil ich von oben blicke, aus der Vogelperspektive.

Plötzlich störte ein lautes Geräusch meine innere Reise in die Geschichte dieses Ortes. Es kam von einem Traktor auf einer entfernen Wiese.

»Die Pferde waren heilige Tiere für die alten Protobulgaren, für Thraker und Slawen«, bemerkte Tom, als er sah, dass ich meine volle Konzentration wieder auf die Gegenwart gerichtet hatte. »Tut mir leid, dass er dich gestört hat«, fügte er hinzu und zeigte in Richtung des Traktors.

»Schon gut, die können nicht wissen, dass wir hier die Magie des Ortes suchen.«

»Es sind alles Symbole – das Pferd, der Hund, der getötete Löwe, der zu Füßen des Pferdes liegt.«

»Schau mal, ein Sonnenstrahl erreicht das helle Gestein hinter dem Rücken des Pferdes«, unterbrach ich ihn. Es sieht aus wie ein anderes Pferd, das neben dran reitet. Ich kann mir vorstellen, was für Lichtspiele entstehen, wenn die Sonne untergeht.«

»Der Zusammenhalt, der Glaube an Götter und die Tradition der alten Bulgaren haben in diesem Steinrelief eine Botschaft für uns hinterlassen. Die Magie des Augenblicks ist in uns und in der Natur«, sagte Tom.

»Ich habe Hunger«, bemerkte er dann nach einer kleinen Pause. »Im Dorf gibt es bestimmt eine Kneipe, wo wir etwas Leckeres zu essen bekommen.«

»Bestimmt, einen Schopska Salat könnte ich jetzt sehr gut vertragen«, träumte ich, »und Fleischbällchen, die so groß sind, dass sie das Innere der Hand ausfüllen.«

Er lachte und wir beide fühlten uns leicht wie eine Federwolke, die im Himmelsblau schwebt.

Am Nachmittag hielten wir in der Nähe des Dorfes Osmar, in der Region Preslav. Von dort sind die ersten Bogomilen in die Welt gegangen. Auch hielt sich hier Khan Asparuh auf, der den bulgarischen Staat gründete.

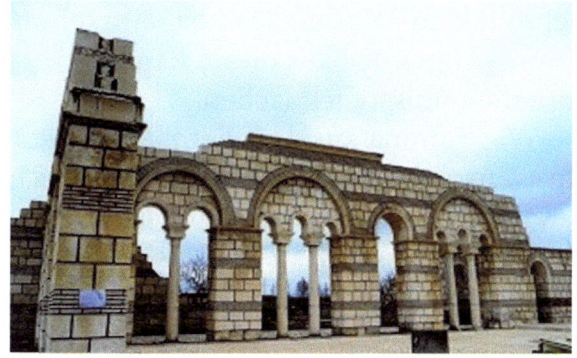

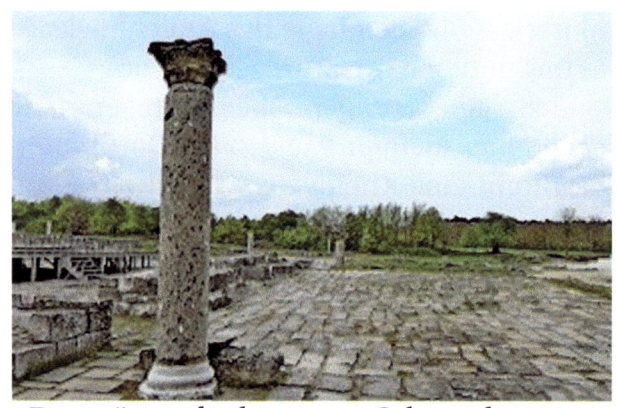

»Du trägst doch gerne Schmuck«, sagte Tom, »hier irgendwo wurde die *Rosette von Pliska* gefunden. Die beiden Ortschaften **Pliska** und **Preslav** gelten als eines der stärksten Energiezentren in Bulgarien. Es gibt Archäologen, die glauben, dass diese Rosette ein einzigartiger Träger des Codes der Geheimnisse der Erde ist und die DNA der Bulgaren aufbewahrt. Übrigens findest du Nachbildungen dieser Rosette als Schmuck in Warna. Das ist ein schönes Erinnerungsstück aus dieser Region.«

Innerlich musste ich lachen.

»Wie Tamina aus dem Fernsehen, die für ihre Zuschauer in ihrem roten Rucksack besondere Gegenstände aus allen Orten mitnimmt, wo sie gewesen ist.«

Tom schaute mich neugierig an.

»Ist sie so hübsch wie du?«, fragte er laut lachend und umarmte mich.

»Ein echtes Schlitzohr bist du«, erwiderte ich gut gelaunt und wir fuhren weiter. Unser Ziel für heute Abend war, die Brücke der Wünsche in Warna zu erreichen.

Als wir in der Stadt ankamen, mussten wir zuerst lange nach einem Parkplatz suchen. Im Meeresgarten, wo sich die Brücke befindet, war zunächst kein freier Platz für unser Auto in Sicht.

»Sommer, Sommer, ich liebe es«, summte Tom vor sich hin. »Wir können uns glücklich schätzen, wenn wir einen Platz finden.« Zwanzig Meter vor uns kam ein weißes Auto heraus und fuhr los. Endlich ergatterten wir einen Parkplatz. Bis zum Alpineum, in dem sich die Brücke befindet, mussten wir laufen. Es war ein heißer Sommerabend und im Garten waren überall ruhig spazierende Menschen zu sehen.

Zwischen den Bäumen versteckte sich eine kleine Holzbrücke. Ich hatte das Gefühl, plötzlich in Irland zu sein.

Die Landschaft, die Steine, die Mauer erinnerten mich an die märchenhaften Orte, an denen sich die Verliebten heimlich trafen.

»Lass mich raten, dies hier ist dein Lieblingsort im Meeresgarten«, meinte Tom.

»Einer davon. Wenn du mit geschlossenen Augen über die Brücke läufst und einen Wunsch ans Universum richtest, wird er in Erfüllung gehen.«

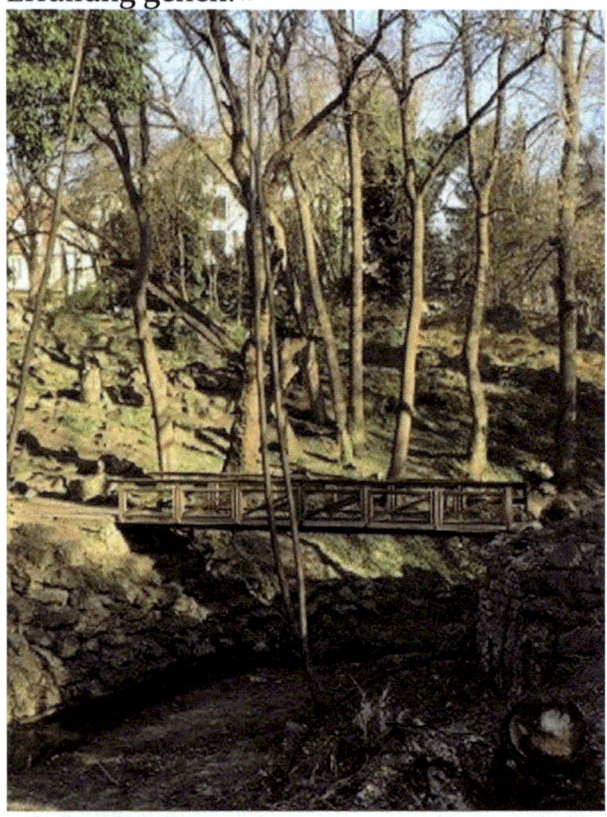

Ich beobachtete die ausgetrocknete Stelle, wo sich einmal ein kleiner See mit Wasserlinien befunden hatte, in der Hoffnung, kleine Münzen zu finden, und ging dann mit geschlossenen Augen über die Brücke. Ein kühler Hauch begleitete mich. Als ich auf der anderen Seite der Brücke war, sah ich, dass Tom hinter mir die Brücke überquerte, mit weit geöffneten Händen.

Eine Weile konnte ich das Rauschen des Meeres hören.

»Die unglücklich Verliebten warfen Münzen und glaubten, dass ihre Wünsche wahr werden.«

»Überall auf der Welt machen die Menschen das so. Wasser als Element transportiert das, was in unserem Herzen liegt. Wenn du eine Münze als Teil deines Daseins betrachten würdest ...«, sagte Tom, den Blick zu mir gerichtet, und dann schwieg er. Ich sah, dass er in seiner rechten Hand eine Münze hatte und sie unter die Brücke warf.

Mein Wunsch folgte der Zehn-Stotinki-Münze, die unter der Brücke landete.

Ich wollte, dass alle verliebten Seelen sich finden und ihre Liebe leben.

Schönheit und Romantik versteckten sich in den kleinen Dingen des Lebens. Die weit geöffneten Augen und das Herz sind im Einklang. Genau solche Momente sind Glücksmomente.

Die magischen Momente.

Noch eine halbe Stunde spazierten wir durch diesen Teil des Meeresgartens.

»Nach solchen Spaziergängen setzen sich die Menschen hier an den Strand, essen Fisch, Pommes frites mit geriebenem weißem Käse und trinken Bier. Es ist wie ein Ritual.

Als ich hier war, kamen wir mit meiner Freundin jeden Sommertag an den Strand und genossen es. Einfach da zu sitzen, die Brise zu spüren, die Gerüche aus den Küchen der Restaurants wahrzunehmen, die vorbei spazierenden Menschen zu sehen, die sich hier zufällig trafen, sich kennenlernten. Die Menschen lebten ihre Träume. Besonders schön war es in der Nacht zum ersten Juli.

July Morning Bulgaria – eine Tradition aus der Zeit der Hippies der 70er Jahre. Das Lied July Morning vom Album Look at Yourself der britischen Hardrock-Band Uriah Heep haben wir mitgesungen. Für diesen Tag kamen viele Menschen aus dem ganzen Land, sogar aus anderen Ländern, um den Sonnenuntergang zu erleben.

Wir saßen im Sand, tranken Bier mit Blick auf das Meer und ließen unsere Seele baumeln. Die ganze Nacht.

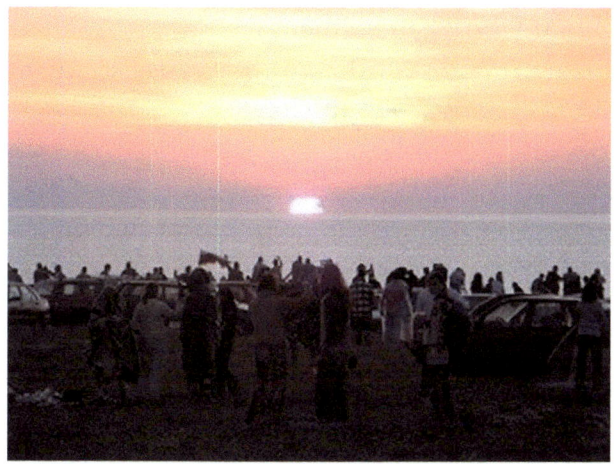

Als die Sonne über die Wellen kletterte und ihre Strahlen sich in *Sonnenhasen* (wie man in Bulgarien sagt) verwandelten, gingen wir glücklich nach Hause. Glücklich darüber, noch ein weiteres Jahr die alte Tradition erlebt zu haben.«

»Echt, das wäre auch etwas für mich. Schade, dass wir nicht im Monat Juli sind«, bemerkte Tom.

»Ein guter Anlass, ein neues Projekt für nächstes Jahr zu planen«, sagte ich lachend und suchte nach einem besonders hübschen Plätzchen in der Nähe vom Strand.

Wir saßen unweit der Brücke, die ins Meer endet. Als der Kellner kam, wusste Tom, was er bestellen wollte.

»Solche Tage bleiben, ich danke dir«, war mir mein Freund dankbar, dass er diese Momente erleben durfte.

Schwarzmeerküste

Unsere nächste Etappe war das Strandja-Gebirge mit **Begliktasch** in Südbulgarien.
Früh morgens saßen wir im Auto unterwegs zur Stadt Primorsko. Wir fuhren zirka zwei Stunden die Küste entlang.

Es ist eine atemberaubende Landschaft, wechselhaft und farbenfroh.

Wer die Farben des Sommers liebt, wird sich hier sehr wohl fühlen. Wir genossen die Fahrt und passten gleichzeitig gut auf die Kurven auf, die wie aus dem Nichts auftauchten.

Nur fünf Kilometer von Primorsko entfernt befand sich unser Ziel.

Es ist ein natürlicher Hügel aus zahlreichen Syenitsteinen unterschiedlicher Form und Größe. Verwitterungsprozesse haben hier merkwürdige Felsgebilde entstehen lassen.

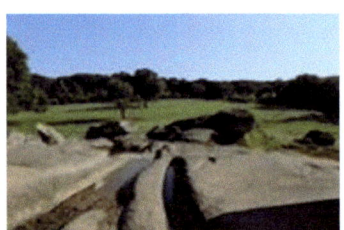

Begliktasch ist ein religiöser Komplex, der vom 14. Jahrhundert vor Chr. bis ins 16. Jahrhundert nach Chr. als Felsenheiligtum genutzt wurde. Die Überreste sind teilweise erhalten geblieben, waren aber bis zum Jahr 2003 unbekannt, weil das Areal zum Jagdgebiet des ehemaligen Regierungschefs Todor Schivkov gehörte.

Wir folgten einem Fußweg zu der thrakischen Kultstätte.

Auf einmal kamen wir auf eine Wiese, die zum Felsenheiligtum führte.

»Dies ist das früheste Megalith-Heiligtum aus der Thraker Zeit im südwestlichen Thrakiengebiet Bulgariens. Hier wurden dem Sonnengott Apollon Opfergaben übergeben.«

Während ich die Spuren der Zeit suchte, war Tom in seinem Element – Geschichte. Steinblöcke solcher Größe und Form schienen mir unmöglich von menschlicher Hand geschaffen worden zu sein.

Zum ersten Mal in meinem Leben sah ich ein derartiges Naturphänomen.

Die Kraft, die aus diesem Ort kam, war gewaltig.

Viele Tage danach spürte ich den Einfluss dieses Heiligtums immer noch.

Ich ahnte jedoch noch nicht, wie nachhaltig seine besondere Wirkung sein würde.

Es vergingen Monate, bevor ich meine Fotos von diesem Tag sortierte und deren Wirkung wieder erlebte – der Steinthron, die Sonnenuhr und die heilige Höhle.

Ich habe archäologische Berichte gelesen und erfuhr, dass diesen Ort Energiefelder und gewaltige kosmische Kräfte wie Flüsse durchströmen, die sich im »Schlafzimmer der Götter« treffen. Radiologieexperten berichteten von einem Experiment, das sie genau am 23.09. (Tagundnachtgleiche) durchgeführt hatten, wenn die Sonne über dem Äquator steht. Sie entdeckten dabei, dass ihre Geräte verrücktspielten. Laut ihren wissenschaftlichen Untersuchungen dient der Ort als Kommunikationszentrum der Erde mit dem Universum.

Später habe ich in astrologischen Büchern nachgelesen, dass an diesem Tag das Sternzeichen Waage beginnt, das für Kommunikation mit uns selber und anderen steht.

Auch Tom sagte einen Satz wie »Alles hat einen Sinn und eine Zeit«.

Später wollten wir eine wunderschöne Bucht und unser Hotel dort erreichen.

Es war das Dorf Kiten, gegenüber von Primorsko gelegen.

Rhodopen

Unsere Reise ging weiter ins Landesinnere, zum Rhodopen-Gebirge.

Ich saß im Auto mit dem Smartphone und suchte eine App, die mir zeigen konnte, welche magischen Orte wir unbedingt sehen sollten.

Tom sah zu mir herüber und sagte: »Wir fahren jetzt zu einem Ort, wo alle Kompasse verrückt spielen und wo im Winter kein Schnee liegen bleibt. Die Menschen dort sagen sogar, dass die Uhren stehen bleiben.«

»Dieser Ort soll energiegeladen sein, und es soll sich dort ein Geheimnis verbergen«, meldete ich mich und ließ die Landschaft draußen vorbeiziehen.

In den Rhodopen gibt es viele magische Orte, das hatte meine Vorbereitung auf das Projekt ergeben.

Die Ostrhodopen sind bekannt mit ihrem ›Stein der Erkenntnis‹ oder – wie die Bulgaren diesen Ort nennen – Belintasch.

Wir fuhren bis zum Dorf Mostovo, wo wir unsere Übernachtungsmöglichkeit hatten, und danach weiter zum steinernen Heiligtum.

Wissenschaftler berichten, dass Belintasch einer der drei Punkte ist, wo sich die stärksten energetischen Zonen auf dem Kontinent befinden – Belintasch, Kreuzwald und Karadjov Stein.

Vorurteile und Logik beiseite lassend, offen für unerklärliche Orte und Phänomene, fuhren wir nach oben.

Tom steuerte langsam, weil der Weg sehr schmal war.

Oben über dem Dorf Oreschetz nahmen wir den Weg links.

Überall fanden wir Hinweistafeln und Schilder. Es war unmöglich, das Ziel zu verfehlen.

Nur war alles auf bulgarisch, also mussten ausländische Besucher einfach einen Bulgaren als Begleitung einladen, die kyrillische Sprache erlernen oder Übersetzungapps benutzen.

Wir liefen durch den Wald, bis wir einen alten, besonderen Baum sichteten.

In einem Loch im Stamm des Baums sah ich Geldmünzen und wusste, dass die Menschen, die sie hinterlassen hatten, glaubten, ihre Wünsche würden in Erfüllung gehen.

Zwanzig Meter weiter befanden sich die Überreste einer versteckten römischen Mauer, ein Beweis für die Wichtigkeit von Belintasch.

Laut Archäologen ist dies ein thrakisches Heiligtum des Gottes Dionysos und die zweitwichtigste Weissagungsstätte nach dem Orakel von Delphi, das dem Gott Apollon gewidmet ist.

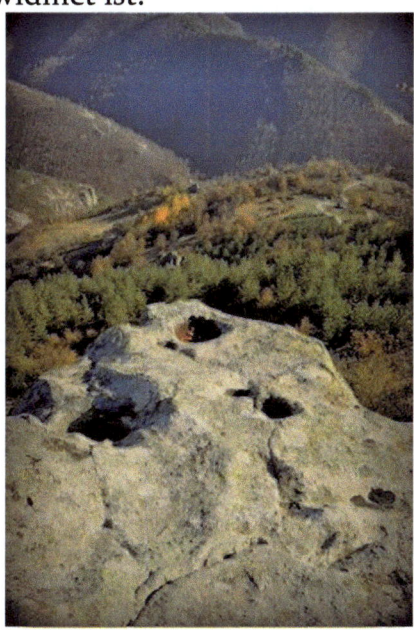

Es befindet sich hier eine Steinplatte mit über 2000 Löchern unterschiedlicher Größe und Form.

Die Legenden besagen, dass sie von menschlichen Händen geschaffen wurden, um die Seelen der Verstorbenen ins Universum zu schicken.

Als wir auf der Steinplatte waren, sahen wir vier Mulden mit Wasser.

Dort kamen die Opfergaben hinein – Wein und Wasser sowie Milch und Blut von Opfertieren.

Dort sprachen die thrakischen Priester ihre Weissagungen aus.

Der Legende nach kamen Alexander der Große und der römische Kaiser Gaius Octavius Augustus hierher, um ihr Schicksal vorhersagen zu lassen.

Die Stärke des Ortes spürte ich in meinem Körper.

Mein Herz klopfte wild, als ob mir eine Prüfung bevorstehen würde.

So aufgeregt war ich.

In meinem inneren Kopfkino tauchte ein Bild vom Sternenhimmel auf – der Große Wagen. Die Sterne tauschten ihre gewöhnlichen Positionen, und auf einmal war es der Kleine Wagen.

Was das bedeuten sollte, wusste ich noch nicht. Ich bin daran gewöhnt, meiner Intuition zu vertrauen und alle meine Wahrnehmungen zu prüfen. Dazu gehörte auch die wissenschaftliche Recherche.

Später habe ich nachgelesen, dass von Astronomen nachgewiesen wurde, dass die beiden Wagen in meinem Kopfkinobild stimmen, und dazu kamen noch die Sternenkonstellationen Orion und Löwe.

Die Vision dauerte nur wenige Sekunden und dann richtete sich meine Aufmerksamkeit wieder nach außen.

Geschaffen von menschlicher Hand, war der Ort magisch.

Ich fühlte mich besonders.

Ich wusste, dass dies ein Heiligtum der Thraker war, wo sie ihre magischen Rituale verrichteten. Und ich empfing die Information, dass dies gleichzeitig der Ort war, wo Raumschiffe aus fremden Galaxien landeten.

Dies behielt ich zunächst für mich.

Stunden später war klar, dass auch Tom die Stärke des Ortes wahrgenommen hatte.

Ich war froh, dass uns beiden bewusst war, an was für einem phantastischen, magischen Ort wir uns hier befanden.

Ob da Menschen mit besonderen Gaben gelebt hatten, wussten wir nicht. Die Tatsache, dass dieser Ort auf uns auf seine Art und Weise wirkte, machte ihn anders, magisch.

Auf den Steinplatten sahen wir die Spiegelprojektionen wichtiger Teile der Sternenkarte.

Die Legende besagt, dass es sich dabei um ein Sternsystem für landende Schiffe aus unterschiedlichen Galaxien handelt.

Die logische Erklärung ist, dass es sich bei Belintasch um ein natürliches astronomisches Observatorium handelt.

Ich fühlte mich hier leichter und gleichzeitig sehr müde; deswegen machten wir uns auf den Rückweg und erholten uns im Garten unseres Gastgebers.

»Morgen werden wir Bulgariens Machu Picchu sehen«, meldete sich Tom nach einer Weile und ich freute mich, weil wir Perperikon besichtigen würden.

Es ist der wichtigste Ort der Thraker in den Ostrhodopen und liegt 15 Kilometer nordöstlich von Kardjali.

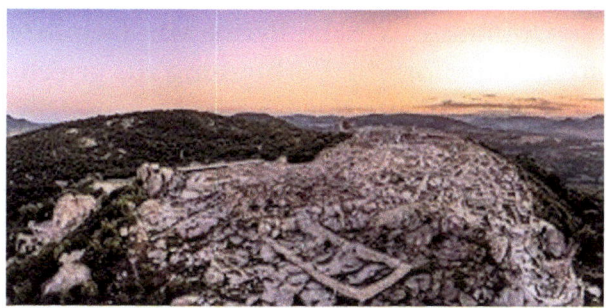

Auf dem steinigen Weg zu dem Felsenheiligtum trafen wir einige Frühaufsteher, die es ebenfalls besichtigen wollten.

Es gibt dort einen Kultkomplex und eine antike Felsenstadt mit einem Tempel. Ich wusste, dass diese Stätte mit vielen griechischen Mythen verbunden ist.

Der Dionysos-Tempel war aus den schriftlichen Quellen der Archäologen sehr gut bekannt.

Wir liefen nach oben, bis sich uns ein unglaublicher Ausblick auf die Landschaft bot.

Ich war mir sicher, dass sich hier, irgendwo zwischen den Steinen, ein Geheimnis verbirgt. Dieses Gefühl ließ mich nicht los.

Tom erforschte allein die Gegend und machte Fotos.

»Kann es sein, dass hier ein Orakel war?«, fragte ich ihn.

»Du meinst wie die Pythia von Delphi?«, stellte er sofort die Verbindung zur griechischen Geschichte her.

»In der Tat war dieses Heiligtum in der griechischen und römischen Antike als Orakel genauso bekannt wie das des Apollon in Delphi.

Die Historiker nehmen an, dass sich hier die berühmten Heiligtümer und Orakelschreine befanden. Diese wurden vom thrakischen Stamm der Bessen dem Gott Dionysos geweiht. Also, das hier ist das älteste Zentrum der Thraker, das bis jetzt gefunden wurde. Du kannst dich glücklich schätzen, dass du hier ein Heiligtum siehst, das aus dem 12. bis 13. Jahrhundert v. Chr. stammt. Perperikon gilt auch als größte Siedlung der Steinzeit auf dem Balkan.«

Mein Freund war schon wieder in seinem Element und ich wollte seine glänzende Darbietung nicht unterbrechen, um ihm zu sagen, dass ich eine Pause von seinen Belehrungen brauchte.

Die Wirkung des Ortes, all die Informationen, das war mir im Moment zu viel. Er nahm mein Schweigen als Zeichen der Anerkennung seines Wissens und wollte fortfahren.

»Lass uns mal eine Pause machen«, forderte ich ihn auf.

Er nickte und führte mich zu einem kleinen Turm, wo wir eine bessere Sicht hatten.

Dort stand ein junger Mann, der eine Drohne steigen ließ. Ich beobachtete seine Hände, wie er mittels eines mobilen Geräts seine Drohne steuerte und ihren Flug auf dem Display verfolgte. Die Drohne war sehr leise und hing nicht sehr weit über unseren Köpfen. Mir wurde mulmig und ich wollte weitergehen, als der junge Mann mich auf bulgarisch ansprach.

»Ich habe auch großen Respekt vor meiner Drohne, genauso wie Sie«, sagte er und schaute mich kurz an: Dann fragte er: »Wollen Sie den Flug sehen?« Ich war überrascht, dass er mich verstand und ich wusste, dass hier ein Profifotograf am Werk war. »Ich habe die Erlaubnis, hier zu filmen, ich mache eine Reihe von Kurzfilmen«, bestätigte er meine Gedanken. »Schauen Sie, was für Bilder die Drohne erfasst. Es sieht aus wie eine Landkarte vom alten Bulgariengebiet. Aus der Vogelperspektive zu sehen, verändert die Wahrnehmung eines Ortes«, fügte er hinzu und lachte. »Meine Freundin wartet unten auf mich, entschuldigen Sie, ich muss die Drohne landen lassen. Ich wünsche

Ihnen einen schönen Tag«, schloss er und war wieder auf das Display konzentriert. Kurz danach sah ich, wie seine Drohne außerhalb der Siedlung landete und er zu ihr lief.

Was für eine Begegnung.

Ich konnte es kaum fassen, dass er mir erlaubt hatte, die Aufnahmen zu sehen. Sprachlos lief ich hinter dem Mann her, wie hypnotisiert, bis sich Tom meldete. »Wir können auch gehen, oder?« Ich stimmte zu und berührte zum letzten Mal eine der Steinmauern hier. Ich muss meine Erfahrung mit dem Element Stein überdenken, sagte ich mir innerlich und lief weiter nach unten zu unserem Auto.

Wir wollten weiter zum **Krastowa Gora** (Kreuzberg) fahren.

Auf dem Weg erzählte ich Tom, dass ich schon einmal an einem 15. August da gewesen war und dort unter freiem Himmel übernachtet hatte.

»Endlich mal du«, sagte Tom und lachte.

»Klar, ich bin auch christlich orthodox, aber nicht so, wie du meinst«, erwiderte ich und erwartete, dass er nachfragt. Das tat er aber nicht. Kluger Mensch, dachte ich und schwärmte schon von der schönen Ikonenmalerei, die wir dort sehen würden.

»Voilà, da ist sie wieder, die schöne Pilgerin«, bemerkte Tom und fügte hinzu: »Lass uns den schönen Blick nach oben genießen.«

Die Asphaltstraße war an manchen Stellen sehr eng. Überall sahen wir Buchenwälder. Kreuzberg wird auch Krastow Wrach genannt und ist im orthodoxen Glauben der Slawen als heiliger Ort bekannt.

Wir parkten das Auto und liefen zu Fuß nach oben.

Schon am Eingang spürte ich die unglaubliche Kraft des Ortes.

Frieden und Ruhe strömten in mich.

Zuerst sahen wir die kleine Kirche, links davon führt eine Allee bis zu einem großen Metallkreuz, einem Geschenk des Zaren Boris III. aus dem Jahre 1936. Seitlich der Allee stehen zwölf Kapellen, den zwölf Aposteln gewidmet.

»Von meiner Kusine weiß ich, wenn jemand hierher kommt, muss er zuerst in der kleinen Kirche Kerzen für die Gesundheit der Lebendigen und zur Ehrung der Toten anzünden.

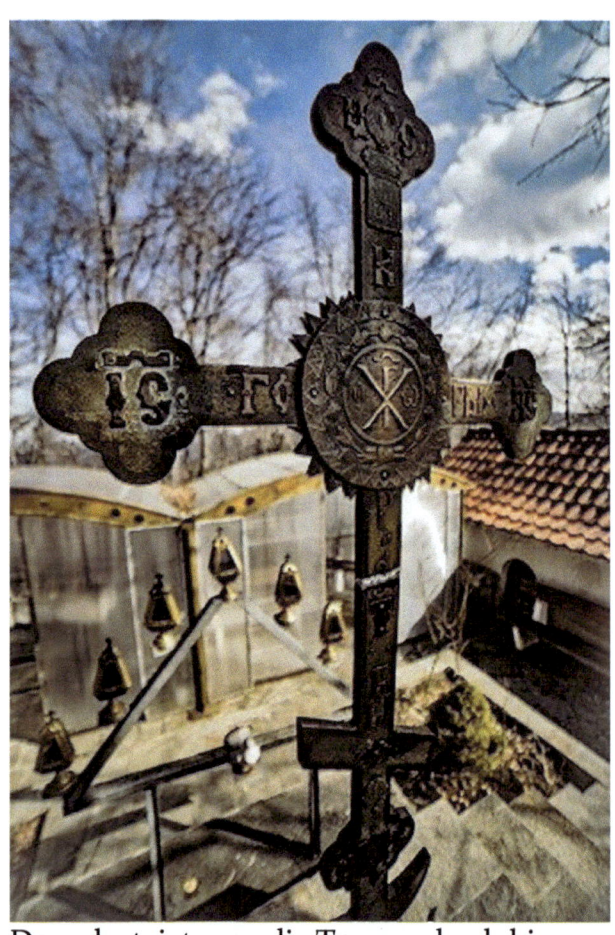

Danach steigt man die Treppen hoch bis zum
Heiligen Kreuz. Die zwölf kleinen Kapellen
links und rechts sind nach verschiedenen
Heiligen benannt. Danach, links unten,
können wir Wasser aus einer heiligen

Quelle holen. Die Menschen glauben, dass es heilsame Kräfte besitzt.«

»Ja, ja, die Frauen«, lachte Tom und schüttelte den Kopf.

Wir befolgten den Rat und betraten die kleine Kirche. Dort sah ich eine Familie mit zwei kleinen Kindern, die ihre Kerzen anzündeten. Ich hörte, wie die Mutter auf französisch leise zu dem kleinen Jungen sagte: »Hier, für deine Oma«, und sie zeigte auf die Ikone der heiligen Mutter Gottes, »und da unten, für deinen Opa, der im Himmel ist, ich helfe dir«.

Ich war beeindruckt von dieser jungen Mutter.

Eine Weile war es still.

Danach sagte der Vater auf bulgarisch, dass sie gehen wollten.

Wir gingen auch hinaus und fanden einen Platz auf der Terrasse des Cafés. Die Sonnenstrahlen badeten die Baumkronen mit flirrenden Lichtern und ich genoss es, hier zu sein. Der Ort strahlte Ruhe und Entspannung aus und erzählte viel über den christlichen Glauben der Bulgaren.

Meine Hände und Füße kribbelten und mir wurde kalt. Diese Reaktionen meines Körpers kannte ich schon. Wenn ein Ort starke Energiefelder ausstrahlt, wirkt das auf den Körper eines Menschen.

»Du frierst«, bemerkte Tom und legte mir seine Jacke um. Meine lag unberührt im Rucksack. Ich wollte die Magie des Moments für mich behalten. Jeder von uns ging seinem inneren Erleben nach.

Ich war mir sicher, dass auch Tom die Kraft dieses Ortes wahrnahm und war ihm sehr dankbar, dass er mich nicht mit seinem Wissen über dessen Geschichte bombardierte. Manchmal konnte er sehr anstrengend sein.

Mir genügte, dass ich das Ganze in mir wahrnahm und auf meine Gefühle und Körperreaktionen achtete. Die Kommunikation zwischen Innen und Außen lernte ich sehr früh. Die Momente des Magischen in der Natur und im Menschen, die Möglichkeit, das erleben zu können, machten mich glücklich. Ich wusste, dass es nur kurze Momente sind, in denen wir uns in diesem Zustand befinden.

»Ich bin glücklich, dass du dabei bist«, teilte ich Tom mit.

»Ich auch«, sagte er und seine Augen trafen meine. »Es klingt wie ein Klischee, ist aber wahr. Wir erleben die Magie des Ortes«, bemerkte er.

»Die Fortsetzung folgt«, sagte ich lachend und wusste, dass er es verstand.

Als wir später dem Weg zu dem großen Kreuz folgten, verlangsamten sich unsere Bewegungen.

Wir betrachteten links und rechts die kunstvollen Ikonen der Apostel.

Tom machte seine Fotos und ich suchte nach einem Zeichen, das mir sagen konnte, was ich tun sollte. Mir stand eine wichtige Entscheidung bevor. Ich wollte meine Arbeitsbedingungen verändern. Wie und wann ich das tun sollte, war mir noch nicht klar. Eines war jedoch sicher.

Ich schleppte in meinem Rucksack alle Sorgen und Probleme des jetzigen Lebensabschnitts mit. Dafür war nur ich verantwortlich.

Manchmal gelang es mir kaum, loszulassen.

So sind nun mal die Menschen, die einen Anschub brauchen, dachte ich.

Dies kam meistens von den Freunden.

Mir kam Doris in den Sinn, die in Köln lebt. Ich bin ihr sehr dankbar dafür, dass sie mir hilfreiche Ratschläge gab, wie es mir gelingen kann, die richtigen Entscheidungen zu treffen. »Verändere deinen Blickwinkel; eine Reise kann dir helfen, das Gesuchte zu finden«, hatte sie gesagt, als ich sie vor drei Monaten traf. »Wenn du es siehst«, ergänzte sie damals.

Früher hätte ich nachgefragt, wie sie das meinte.

Jetzt wusste ich, wovon sie gesprochen hatte.

Wir übernachteten in einem Hotelkomplex, der über 120 Betten verfügte. Dort konnte ich den klaren Sternenhimmel in der Nacht bewundern. Ich hatte das Gefühl, allein im ganzen Universum zu sein. Trotzdem hatte ich keine Angst.

Ich wusste, irgendwo unten liegen Orte und Städte.

Ein solches Erlebnis hatte ich noch einmal zwei Jahre später, als ich in Norwegen auf der Insel Mageroya war. Fünfhundert Meter seitlich von der Straße ist der Mensch allein und fühlt sich wie ein Entdecker. Der Blick reicht weit bis zum Ozean, wo die Sterne ihr Spiegelbild suchen. In diesem Moment hatte ich auch keine Angst, weil ich wusste, irgendwo da sind Menschen.

Das sind meine magischen Orte und Momente.

Der unendliche Frieden und die Ruhe hier und jetzt zu sein und sich gleichzeitig mit den Sternen verbunden zu wissen, machten mich glücklich.

Am nächsten Morgen standen wir früh auf. Die anderen Besucher des Ortes waren auch schon früh wach.

Mir war aufgefallen, dass alle, die wir getroffen haben, lachten und freundlich waren. Dies ist übrigens eine sehr positive Charaktereigenschaft der Bulgaren – sie freuen sich richtig, jemanden zu treffen und ihn von Herzen zu begrüßen.

So fing der Morgen leicht an.

Der nächste magische Ort, der auf unserem Programm stand, war **Rupite**, in der Nähe der Stadt Petrich.

Rupite wurde durch die Seherin Baba Wanga und die heißen Thermalquellen bekannt.

Der Ort ist nur acht Kilometer von Petrich entfernt und befindet sich im Kojuh-Gebirge. »Dies ist der Schlüssel zu unserer Vergangenheit«, hatte Baba Wanga über dieses Gebirge gesagt.

Die steinigen Hügel, die Rupite umrahmen, sind Teil eines Vulkans.

Das Zentrum des Kraters ist heute eine grüne Wiese.

Als wir ankamen, hatte ich das Gefühl, an einem Ort zu sein, wo schon Außerirdische gewesen waren.

Tom schaute zu mir und wusste instinktiv, dass er mich in Ruhe lassen sollte.

Nach einer Weile wollte er wissen, ob ich einen Kaffee möchte.

Wir saßen auf einer Bank und beobachteten schweigend die Menschen, die wie wir den Ort besuchten.

Mir war aufgefallen, dass hier ganze Familien mit Kindern und Großeltern waren. Drei Generationen, die der Ort vereinte. Drei Generationen, die zusammen die Magie des Ortes erlebten.

»Die Menschen fragten Baba Wanga, warum sie hier wohnt und sie antwortete: »Ich habe nur begrenzte Zeit hier zu bleiben. Dieser Ort ist etwas Besonderes. Es ist wie ein Akku, daraus schöpfe ich Energie und Kraft.« Damals brannte an diesem Ort ein furchtbares Feuer und der Berg dahinter bewahrt ein großes Geheimnis«, sagte Tom.

»Ich bin richtig froh, eine lebendige Enzyklopädie bei mir zu haben«, sagte ich. »Du weißt, dass ich keine esoterischen Lektionen mag. Mich interessiert die Wirkung der Orte auf die Menschen.«

»Das hier ist keine Esoterik. Es geht um Achtung, Bewahrung des Überlieferten und die Dankbarkeit der Menschen, die ihr Volk und ihr Land schätzen. Das Haus, in dem Baba Wanga ihre Besucher empfing, ist im originalen Zustand erhalten. Lass uns zuerst die Kirche **Die heilige Petka Bulgarska** besuchen«, forderte Tom mich auf.

Ich war innerlich sehr unruhig, weil ich mir nicht erklären konnte, wie leichtgläubig Tom sein konnte.

Dank unserer guten Streitkultur akzeptierte ich den Besuch der Kirche als etwas Normales. Wir waren da, um die Magie des Ortes zu entdecken, die Faszination, die der Ort auf die Menschen ausübt, zu erleben.

Über eine kleine Brücke gelangten wir zur Kirche. Links davon befanden sich zwei Mineralquellen, eine mit heißem, die andere mit kaltem Wasser.

Ich musste warten, bis ich meine Thermoskanne füllen konnte.

Rechts vor der Kirche sah ich drei alte Frauen mit Kopftüchern, die Blumen an ein Grab stellten.

Wie von einem Magneten angezogen lief ich in diese Richtung. Und da sah ich sie – ein kleines Bild von Baba Wanga auf dem Grabstein. Die Frauen küssten ihr Bild, machten das Kreuzzeichen und entfernten sich.

Ich stand gegenüber.

Das Grab war mit Blumen bedeckt. Die Besucher brachten auch welche, standen kurz da, sprachen still ihre Gebete und entfernten sich.

Tom erzählte mir später, dass hier, an diesem Grab, die Wünsche innerlich ausgesprochen werden.

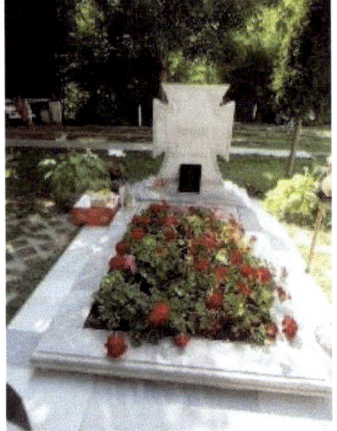

In mir brodelten Zweifel und Neugier.

Ich entfernte mich und ging in die Kirche hinein.

Die Ikonen, die ich dort sah, waren ganz anders als gewöhnlich. Diese Kirche hier war bis jetzt in meinem Leben die einzige, in der mir eine solche Ikonenmalerei in Europa begegnete. Die Gesichter sahen

64

lebendig aus und ich hatte das Gefühl, in einer anderen Dimension zu sein.

Kunst und Leben trafen sich, um den Glauben der Menschen für die Ewigkeit zu hinterlassen.

Die Kirche war im Jahre 1992 erbaut worden.

Die Details lasse ich weg für die Zeit, wenn die Leser selber alles entdecken können. Ich hatte meine Zeit.

Besucher aus der ganzen Welt kamen an diesen Ort – Christen, Muslime, Buddhisten und Angehörige anderer Religionen.

Alle kamen hierher, um ihrer Dankbarkeit und Ehrerbietung Ausdruck zu geben.

Ich lief hinter zwei jungen Vietnamesinnen her, die mich gebeten hatten, ein Foto von ihnen zu machen.

Ich machte auch ein paar Fotos von der Kirche und ihrer Umgebung.

Danach ging ich zu dem Haus, in dem Baba Wanga ihre Besucher empfangen hatte.

Ich lief alleine eine kleine Allee entlang.

Plötzlich liefen mir die Tränen über die Wangen.

Auf dem Weg zwischen der Kirche und dem Haus.

Ich suchte keine Erklärung.

Die Erkenntnis kam Monate später – los lassen. Die Vergangenheit los lassen und in Frieden weiterleben.

Baba Wangas Haus war schlicht eingerichtet, mit Ikonen an der Wand, Holzstühlen und Tischen, Zimmerpflanzen. Ein ganz normales Haus.

Draußen sah ich die Bank, auf der sich die Seherin nach dem anstrengenden Tag ausruhte. Alle, die zu ihr kamen, brachten eine Lösung mit sich, eine Erkenntnis oder den Weg, wie sie weiter leben konnten.

Baba Wanga konnte die Menschen von Verzweiflung, Ängsten und Unklarheiten befreien und ihnen Hoffnung, Mitgefühl und Glauben schenken.

Sie half denjenigen, die offen waren, ihr Leben in den Griff zu bekommen und sich zu verändern.

Jahrzehnte lang.

Sie hat ihr Leben den anderen Menschen gewidmet.

Die Bulgaren ehren sie.

Besucher aus der ganzen Welt bewundern sie.

Es ist eine innere Pflicht jedes Einzelnen, diesen Ort zu besuchen.

Genauso wie es meine Mutter vor vielen Jahren getan hatte, machte ich es auch.

Das Mineralwasser ist 72 Grad Celsius heiß und hat heilende Kräfte.

»Ihre Kinder müssen hier barfuß laufen, passen Sie auf das Wasser auf. Falls Sie es verkaufen möchten, verschwindet es, und man weiß nicht, wo sie irgendwo auf der Welt auftauchten wird«, sagte Baba Wanga über diese Quelle.

Ich saß am Rande des Wassers und probierte es mit der Hand, an der Stelle, wo es nicht so heiß war. Stunden danach spürte ich es.

Die Stärke und die Magie des Ortes empfanden auch die Tiere, die in Begleitung der Menschen hier waren.

Ein schwarzer Hund lag unter einem Baum und wartete auf sein Herrchen.

Es war ein Bild, das ich für mich mitnahm.

Nach einer Stunde wusste ich, dass ich noch einmal hierher kommen möchte.

Um anderen Freunden diesen magischen Ort zu zeigen, ihn nochmal neu zu erleben.

Als ich Tom sah, wie er in die Betrachtung einer Pflanze neben ihm vertieft war, musste ich lachen. Ich lief zu ihm.

»Schau mal, das hier ist eine kleine Version vom Zitronenbaum. Es ist ein besonderer Baum«, wandte er sich zu mir. »Die Blätter sind größer und saftiger, dieses Grün ist faszinierend«, stellte er fest. »Ich möchte ihn unbedingt fotografieren.«

Ich beobachtete ihn und in mich kehrte tiefer Frieden ein.

Solche magischen Orte zu erleben, brachten die Vollkommenheit von Mensch, Erde und Universum in Einklang.

Sie sind ein Rätsel der Geschichte eines Landes.

Das Unfassbare, die Magie des Moments blieb.

Als ich später gefragt wurde, welchen magischen Ort in Bulgarien ich bevorzuge, antwortete ich – Rupite.

Am nächsten Tag wollten Tom und ich das Kloster Rila besuchen.

Das **Rila-Gebirge** ist eines der schönsten und sehenswertesten Gebiete Bulgariens.

»Wer nach Bulgarien kommt, der muss unbedingt das Rila-Gebirge sehen, besteigen und erleben«, hatte eine Freundin von mir, eine begeisterte Wanderin, gesagt.

Durch seine geografische Lage ist das Kloster für alle Besucher leicht zu erreichen.

Etwa zwanzig Kilometer westlich verläuft die Straße Sofia – Thessaloniki und dreißig Kilometer nordöstlich die Straße von Istanbul nach Plovdiv.

Es besteht auch die Möglichkeit, im Rila-Kloster zu übernachten.

Das Rila-Kloster ist ein orthodoxes Kloster und wurde im 10. Jahrhundert gegründet. Heute ist es ein profitables wirtschaftliches Unternehmen, das viel selbst produziert und sich selbst verwaltet. Diese Seite der besuchten Orte war mir nicht bewusst, bis ich hierher kam.

Hinter dem Besucherstrom von Touristen aus der ganzen Welt machte ich meine Beobachtungen.

Die Mönche besaßen teure Maschinen und Motoren.

Es gab wenige Plätze, wo man ungestört kostenfrei die Atmosphäre wahrnehmen und das Wasser aus den Brunnen zum Mitnehmen abfüllen konnte.

Das Kloster gehört zum UNESCO-Welterbe und ist damit auch Bestandteil der Liste der 100 nationalen touristischen Objekte in Bulgarien, die man besuchen kann. Wer sich für Bilder, Wandfresken und Museumsexponate interessiert, findet hier viel Sehenswertes.

Die Hauptkirche und die naheliegenden Gebäude werden ständig saniert und renoviert. Besonders im Sommer sieht man die Baugerüste und Handwerker, die sich zwischen die Touristen mischen.

Ich gehe hier nur wenig auf die Geschichte des Klosters ein, um den Menschen die Möglichkeit zu geben, ihre eigenen Erfahrungen zu sammeln und für sich diesen magischen Ort zu erleben.

Wer die weißen Tauben auf dem Kirchturm, die Berggipfel, die über dem Kloster liegen und das Grün der Wälder sieht, die saubere Luft spürt und das eiskalte Wasser trinkt, der versteht die Anziehungskraft dieses Ortes.

Wir waren da an einem Samstag, den viele Menschen nutzten, um das Rila-Kloster zu besuchen.

Das nahmen wir als Anregung für unseren nächsten Besuch hier, wo wir noch den Grabstein des Heiligen Ivan Rilski besuchen möchten, einen Werktag zu wählen.

Sieben Rila-Seen

Wir haben unsere Reise zu den magischen Orten in Bulgarien so geplant, dass die Sieben Rila-Seen unser letztes Ziel sind.

Die Erfahrung hatte uns gelehrt, dass wir jene Orte für unseren letzten Besuch einplanen sollten, die uns für längere Zeit Ruhe, Freiheit und Stille bescheren können.

Jeder von uns trägt solche magischen Orte in sich.

In jedem besuchten Land finden die Menschen solche Orte.

Ob wir sie als magisch wahrnehmen, hängt von vielen Faktoren ab.

Dem familiären, kulturellen und geschichtlichen Hintergrund, der persönlichen Erfahrung und dem Wunsch, sich in neuen Ländern und Orten anders zu erleben, Frieden zu finden, sich einen Traum zu erfüllen –

diesen bunten Teppich aus Einflussfakto-
ren, wie die bulgarischen handgefertigten
Teppiche, nimmt jeder im Gepäck mit.

Für seine Gegenwart und seine Zukunft.

Diese Gedanken konnte ich mit Tom aus-
tauschen, während wir unterwegs zu dem
Berghotel Sieben Rila-Seen waren.

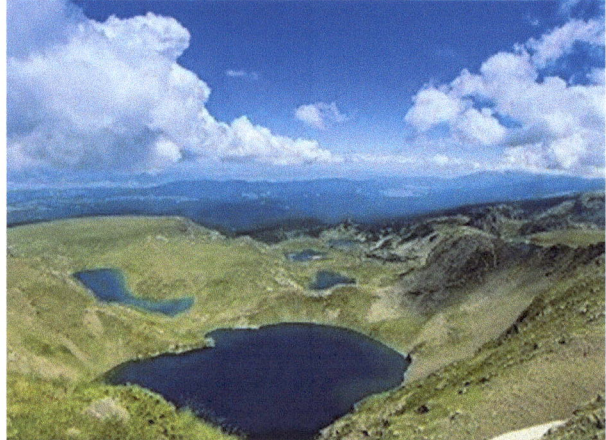

Warum Sieben?

Ist diese Zahl auch magisch?

Ich bemerkte, wie mich Tom ansah und
schwieg. Wahrscheinlich erwartete er, dass
ich jetzt seine Lektion zum Thema *die Zahl
Sieben in Mathematik und Geschichte* gedul-
dig über mich ergehen lassen würde.

Ich musste lachen.

»Du bist so still, hat es dir die Sprache ver-
schlagen?«, wandte ich mich zu ihm.

»Du bist so herrlich mit deinen Vermutungen«, sagte er und lachte.

»Na, gut, ich gebe zu, ich habe dich als Reisebegleiter unterschätzt«, gab ich den Ball zurück.

»Ich weiß, dass du viel über die Zahl Sieben weißt«, antwortete er, und wie aus der Pistole geschossen ließ er die Frage folgen: »Was verbindet die Zahl Sieben und die Farbe Blau?«

Ich sah, dass er erwartete, ich würde eine Gegenfrage stellen.

»Wie kommst du darauf?«

»Ganz einfach, die meisten Menschen haben die Farbe Blau als Lieblingsfarbe und die Zahl Sieben gilt in vielen Ländern als Glückszahl. Dies ist als Blue-Seven-Phänomen bekannt.«

Von mir kam keine Reaktion und Tom sprach weiter.

»Die Bulgaren glauben, dass die Sieben eine Glückszahl ist.

Die Legende erzählt von einem Riesen und einer Riesin, die hier vor tausend Jahren lebten. Sie freuten sich und lebten ihre Liebe in der Natur. Eines Tages kamen böse Kräfte, die beschlossen hatten, ihr Glück zu zerstören. Nach vielen Kämpfen wurde der Riese getötet. Die Trauer der Riesin war so groß, dass ihre Tränen unterbrochen über die Gebirgskämme zu den Tälern hinabflossen. Es bildeten sich klare, reine Seen. Bis heute weint das Gebirge, und so entspringen viele Bäche im Rila-Gebirge. Die untröstliche junge Frau bedeckte den Körper ihres Mannes mit einer weißen Decke und legte ihn an einem von der Sonne erhellten Ort ab. Er ist noch da, man nannte ihn den schlafenden Riesen. Man glaubte, dass er eines Tages aufwachen wird.

Die Legende erzählt noch, dass man von oben die Riesin sehen kann, wie sie sich auf der einen Seite mit geöffneten Augen hingelegt hat. Eins dieser Augen ist der See das Auge.

Die sieben Rila-Seen sind ein Teil der hundert nationalen Sehenswürdigkeiten in Bulgarien.

Entstanden im Eiszeitalter, sind sie stufenweise zwischen 2095 Meter und 2535 Meter über dem Meeresspiegel gelegen und untereinander mit kleinen Bächen verbunden.«

Ich und Tom liefen nach oben, und ich ließ Tom einfach weiter erzählen. Je höher wir kamen, desto schwieriger war es für mich zu atmen. Die Luft war sauber und kühl.

Der kleinste See, der am höchsten Punkt unserer Wanderung lag, heißt die Träne.

Der Name ist ein Symbol seiner Reinheit. Dieser See ist der am höchsten gelegene und von dort wird man mit einem wunderschönen Blick belohnt.

Der zweite See heißt **das** Herz und ist 37,7 Meter tief. Damit ist er der tiefste Gletschersee auf der Balkanhalbinsel.

Der See die Niere ist der meist besuchte See hier, da er von vielen wunderschönen Wiesen umgeben ist, die einladen, Entspannung und Kraft zu tanken. Am 19. August jedes Jahres versammeln sich hier mehr als 2000 Anhänger der okkulten Schule der Weißen Bruderschaft, deren Gründer Petar Danov ist, um ihr kosmisches Neujahr zu feiern. Sie sind in weiß gekleidet und führen einen rituellen Tanz aus Paneurhythmie auf. Durch plastische, von Musik begleitete Bewegungen werden die physischen, geistigen und mentalen Funktionen der Tanzenden in Harmonie gebracht.

Der Zwilling See ist in der Mitte sehr eng und teilt sich in trockenen Jahren in zwei kleinere Seen. Über ihm erhebt sich der seit Jahrtausenden als heiliger Ort angesehene Gipfel ›Haramija‹.

Der See Dreiblatt befindet sich auf einer Höhe von 2216 Meter.

Die Herberge Sieben-Rila-Seen liegt in der Nähe des Fischsees. Es ist die älteste Herberge in der Region. Wir bekamen dort Gebirgskräutertee, hausgemachte Suppe und frischen Käse.

Es gibt dort eine Quelle, die gebende Hände heißt. Das Quellwasser hat heilende Wirkung. Man bezeichnet das Wasserbecken als golden, da dort Gold entdeckt wurde.

Der letzte See heißt der Untere und liegt auf 2095 Meter Höhe.

Wir hatten viel Zeit, um die Natur hier zu bewundern, mit ihr eins zu sein und Kraft zu tanken.

Die unvergessliche Wanderung, eine unendliche Freiheit und das Gefühl, angekommen zu sein, erfüllten unsere Herzen.

Diese Seen sind ein magischer Ort, den jeder, der Bulgarien bereist, besuchen sollte. Sie sind auch unser persönlicher Favorit. Jeder Mensch, der die Seen einmal besucht hat, wird sie für immer in seinem Herzen tragen und immer wieder dorthin zurückkehren wollen.

Die Bulgaren sagen, dass dieser Ort eine der besten Energiequellen der Welt ist.

Das klare und saubere Wasser, die kristallklare Luft, die Blumenwiesen und die majestätischen Gipfel inspirieren.

Sie hinterlassen mit ihrer Kraft und Schönheit angenehme Erinnerungen und Einblicke in das Rila-Gebirge.

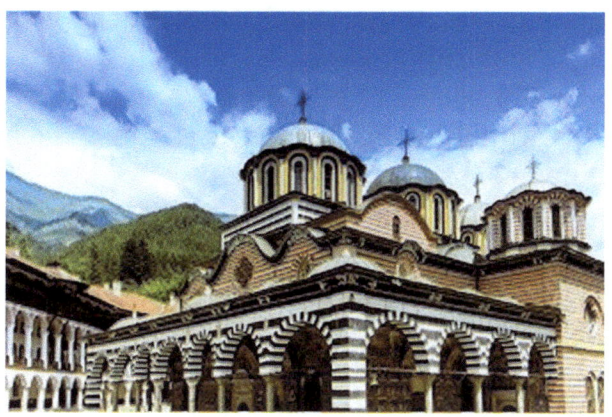

Eigene magische Orte

Ein kleines Kind namens Julia hat mich einmal gefragt, ob ich an magische Orte glaube. Die Augen des Kindes drückten so viel Neugier aus, dass ich sofort antwortete: »Es gibt solche Orte auf der Welt, wo man sich wohlfühlt. Soll ich dir verraten, wo ich einen magischen Ort habe?«

»Ja, bitte«, sagte die kleine Julia.

»Mein magischer Ort ist eine geheime Wiese im Rhodopa-Gebirge in Bulgarien. Er liegt in der Nähe des Wintersportortes Pamporovo, unweit der Stadt Smoljan. Wenn es mir nicht gut geht, schließe ich die Augen und stelle mir vor, dass ich da zwischen den Blumen liege. Der leichte Wind spielt mit den Blättern der Bäume, die die Wiese umrahmen. Die Grillen zirpen und die Vögel zwitschern. Die Sonne wärmt mein Gesicht und meinen Körper. Unter mir spüre ich, wie weich das Gras ist. Vor meiner Nase wachsen Gänseblümchen ...«

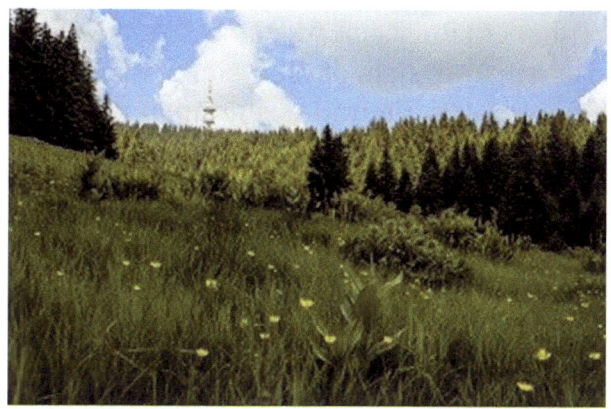

»Ich will unbedingt dahin«, sagte Julia und schaute mich an, »du kannst Märchen erzählen.«

»Den Ort gibt es in Wirklichkeit, nur ich kenne den Weg dorthin«, sagte ich und lachte. »Wenn du groß bist, wirst du auch deine magischen Orte auf der Welt finden und für dich als Schatz aufbewahren.«

Dieses Gespräch mit Julia war für mich wie eine kleine Perle in meiner Erfahrung mit den magischen Orten.

Jeder von uns hat solche Orte.

Ob sie in Bulgarien sind oder in einem anderen Teil der Erde – das kann jeder nur für sich bestimmen auf seiner Reise durch das gegenwärtige Leben.

Es gibt unzählig viele besondere Orte in Bulgarien, die jeder für sich finden kann. Es genügt ein Rucksack, der Wunsch, Neues zu erleben und sich darauf einzulassen, den Fremden als Freund wahrzunehmen, um ihn zu verstehen.

Es ist nur eine Reise entfernt.

Es ist ein Weg zu uns selbst; man muss nur den ersten Schritt wagen.

Unser Reisebericht eröffnet den Lesern nur einen kleinen Teil der Welt der Magie und Schönheit der Natur und Menschen Bulgariens.

Über die Autorin

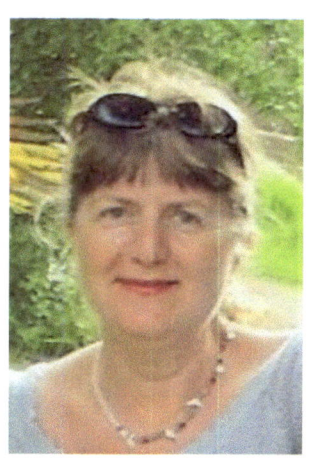

Ich bin im April 1958 in einer Unternehmerfamilie in Bulgarien geboren.

Nach dem Studium der bulgarischen Philologie und des Lehramts, einer Ausbildung als Radiokorrespondentin sowie Lehrtätigkeiten in verschiedenen Schulen des In- und Auslands bin ich seit 2000 als psychologische Beraterin, Coach, Trainerin und Autorin in Karlsruhe tätig.

Besuchen Sie meine Seite:
www.autorinschreibt.blogspot.de

Neu erschienen:

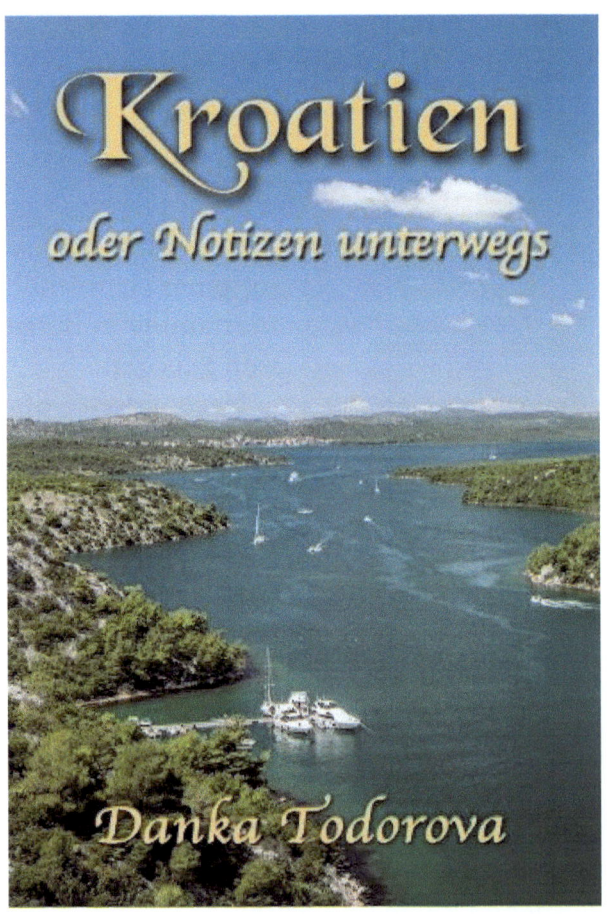

Kroatien
oder Notizen unterwegs

Danka Todorova

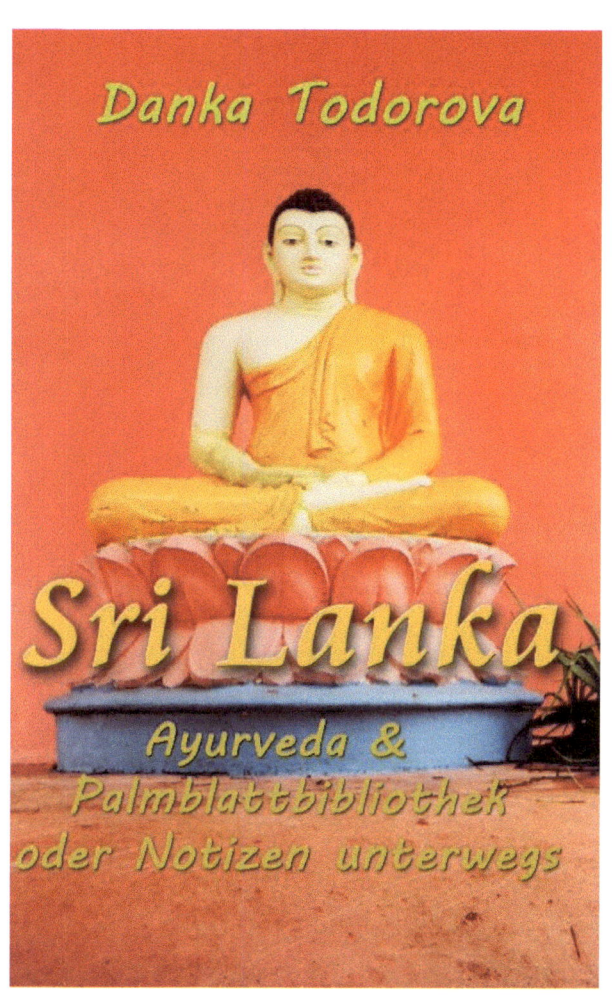

Danka Todorova

Sri Lanka

Ayurveda &
Palmblattbibliothek
oder Notizen unterwegs

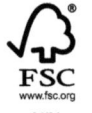